Td $\frac{107}{84}$

QUELQUES CONSIDÉRATIONS

SUR L'IMPORTANCE DE

L'ART DU DENTISTE,

PAR NICOLAS **HOURSOLLE**,

MÉDECIN DES FACULTÉS DE MONTPELLIER ET DE PARIS,

ANCIEN INTERNE DES HÔPITAUX,

MEMBRE DE PLUSIEURS

SOCIÉTÉS SAVANTES, ET DENTISTE D'UN

ÉTABLISSEMENT RELIGIEUX.

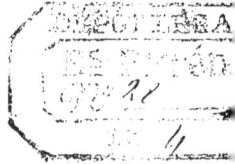

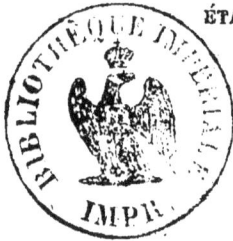

A BAYONNE,

CHEZ L'AUTEUR, RUE TONNELIER, N°. 6.

Imprimerie de P. Lespés.

1854.

QUELQUES CONSIDÉRATIONS

SUR L'IMPORTANCE DE

L'ART DU DENTISTE.

AVANT-PROPOS.

Il y a peu de temps encore, l'art du dentiste semblait, en quelque sorte, devoir être le partage presque exclusif des saltimbanques et des charlatans. A peine trouvait-on, dans les grandes villes, quelques personnes de mérite, qui voulussent s'occuper des soins à donner à la bouche. Ce n'est pas certes que les médecins instruits considérassent une bonne denture comme chose de peu d'importance ; mais un préjugé dont il est difficile de se sevrer, les empêchait de s'adonner à une pratique dont les coutumiers avaient une renommée si peu honorable, qu'on disait proverbialement :

« *Menteur comme un arracheur de dents.* »

Il est bien vrai que cette épithète, peu flatteuse, était justement appliquée à tous les *Bilboquets* anciens et modernes ; car ces *grotesques* affirmaient à haute voix, au son du tambour, des cymballes, de la grosse caisse et de la trompette, qu'ils pouvaient extraire les molaires les plus tenaces, sans la moindre douleur, et ce, sans avoir recours ni à l'éther ni au chloroforme.

Aujourd'hui, grâce à Dieu, ce préjugé s'est presque effacé ; et l'on voit à Paris, à Londres, dans toutes les capitales et dans beaucoup de grandes villes, des docteurs en médecine, d'habiles chirurgiens, qui ne dédaignent plus de toucher la clef de Garangeot, le pied-de-biche, la langue-de-carpe, et tous les instruments en usage pour les opérations buccales. Quelques-uns ont eu, même, le louable courage d'apprendre à manier la scie, la lime et le burin, pour fabriquer les pièces de la Prothèse dentaire. C'est que l'on a reconnu d'une part toute l'importance des organes auxquels appartient le premier acte de la nutrition; d'autre part, la nécessité des connaissances anatomiques, physiologiques et mécaniques que doit posséder un vrai dentiste.

Mon but, en publiant cet opuscule, est de démontrer:

1°. Qu'il est du devoir des pères de famille de prendre un soin particulier de la bouche de leurs enfants;

2°. Les graves inconvénients qui peuvent résulter des difformités de la bouche, pour la santé générale, pour la netteté de la parole, et aussi pour l'expression de la physionomie;

3°. Combien il est important d'éviter ou de combattre les mauvaises influences climatériques et autres qui peuvent attaquer et même détruire les organes de la mastication;

4°. Qu'il est de la plus grande utilité de réparer aussi promptement et autant que possible, les accidents qui peuvent survenir à la denture;

5°. La nécessité des dents artificielles pour les personnes qui ont eu le malheur de voir leur bouche se dégarnir;

6°. Enfin, tout le soin qu'on doit apporter à faire choix d'un consciencieux et habile dentiste.

Médecin des facultés de Montpellier et de Paris, j'ai pratiqué longtemps l'art de guérir, comme le pratiquent mes honorables confrères; cependant, une sorte de vocation spéciale pour l'art du dentiste, m'a, dès longtemps, engagé à exercer mes mains à la mécanique et aux opérations de la bouche, d'abord sous la direction des hommes les plus habiles en

Prothèse dentaire, ensuite dans le silence de mon cabinet. J'ai eu le bonheur, sans négliger les devoirs de ma profession, et tout en me livrant avec zèle aux soins de ma clientèle médicale, d'acquérir, comme mécanicien, un certain degré de force, qui me permet de prendre sans ambition de ma part, le titre d'artiste, comme j'ai mérité et obtenu celui de médecin.

CHAPITRE I.

DES SOINS À DONNER A LA BOUCHE DES ENFANTS.

C'est presque toujours la négligence que l'on met à soigner la bouche des enfants, qui leur occasionne plus tard des défauts, des maladies, dont la disparition devient impossible.

A l'époque où la seconde dentition se substitue à la première, on voit assez fréquemment soit des incisives, soit des canines, soit des molaires même, sortir de la gencive dans une direction anormale. Il semblerait qu'un double rang d'alvéoles soit naturel au maxillaire. La cause de cette anomalie est pourtant bien simple, dans la plupart des cas, et l'on ne saurait trop blâmer l'incurie des personnes qui

n'aident en rien à une nature paresseuse ; car la
sécrétion des dents se fait assez lentement pour que
l'on puisse remédier aux inconvénients de déviation,
en ouvrant à l'organe nouveau la route naturelle,
obstruée par l'organe primitif dont le séjour dans
la bouche est trop prolongé.

Les auteurs ont, en général, indiqué l'âge auquel doit s'opérer la mutation des dents ; mais comme
les constitutions, les tempéraments, les hydiosyn-
crasies, présentent des différences qu'il n'est pas
possible d'apprécier justement, on ne saurait mieux
faire que d'observer avec soin les phénomènes de
substitution, afin de consulter, au besoin, un dentiste consciencieux, instruit et habile dans son art.
C'est à celui-ci qu'il appartient de juger d'abord si,
par exemple, l'évulsion d'une dent primitive est
opportune ou non ; car, de même qu'il est mauvais
d'extraire une dent avant le temps indiqué par la
nature, de même aussi il est préjudiciable au sujet
de lui conserver des dents, des racines qui ne peuvent
plus que faire obstacle à la symétrie, à la beauté
de la seconde dentition.

Nous voyons fréquemment des enfants chez qui

surgissent ce que l'on appelle des sur-dents ; mais, le plus souvent, ce ne sont que des déviations aux-quelles nous avons affaire. Dans le premier cas, l'extraction est indispensable, quoique difficile et digne des plus grandes précautions ; dans le second, il convient seulement d'amener l'organe à sa position normale ; ce à quoi l'on parvient infailliblement en faisant usage d'un appareil approprié au cas.

CHAPITRE II.
Des inconvénients qui peuvent résulter des difformités de la bouche.

Citons d'abord celles des maladies dont la cause réelle n'est un doute pour aucun médecin observateur :

L'ODONTALGIE, qui, à la vérité, naît souvent du simple défaut de propreté de la bouche, ou de diverses autres causes, a cependant pour principe, dans un certain nombre de cas, la mauvaise disposition des dents. En effet, lorsque celles-ci sont irrégulières, elles frappent les unes sur les autres, très-péniblement, dans l'acte de la mastication,

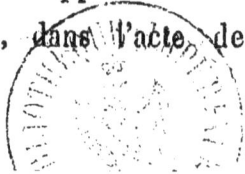

même dans l'articulation de la parole. Les dents trop saillantes, par rapport à leurs voisines, supportent seules tout le poids du travail, et occasionnent ces inflammations de gencives, ces irritations du nerf dentaire, ces douleurs atroces qui arrachent à leurs victimes des plaintes amères, des cris déchirants.

La **CARIE** est aussi, bien souvent, une conséquence de cette fâcheuse disposition.

Les **GASTRITES** et les **GASTRALGIES** viennent, pour la plupart, de l'excès de travail auquel est obligé l'estomac dans l'acte de la chymification, lorsqu'il a reçu un bol alimentaire qu'une mastication insuffisante a laissé imparfait.

A combien d'autres affections les mauvaises digestions ne donnent-elles pas lieu?... Si j'osais en placer la nomenclature sous les yeux de mes lecteurs, ils seraient effrayés de ce cortége de maladies qui suit ou accompagne les maux résultant d'une digestion laborieuse et anormale, qui ne permet pas à l'organisme de recevoir toute la nutrition dont on aurait besoin.

Quant à l'articulation de la parole, tout le monde

sait combien il est désagréable d'entendre des personnes ayant un sifflement presque continuel, un grasseyement, un bredouillement qui ne permettent pas de distinguer ce qu'elles ne peuvent parvenir à exprimer, malgré les efforts les plus pénibles de leur part.

Enfin, le visage doué des traits les plus réguliers, les plus fins et le mieux assortis, devient disgracieux, grimaçant, presque laid, lorsque la bouche est privée d'une partie de son utile ornement.

CHAPITRE III.

Combien il est important d'éviter ou de combattre les mauvaises influences climatériques et autres.

Il serait ridicule, sans doute, de tenter d'obliger tout le monde à éviter les mauvaises influences des climats : ce serait vouloir exiger que personne n'habitât les bords de la mer, les pays humides, les contrées dans lesquelles il y a de fréquentes variations atmosphériques. Mais il n'est point déraisonnable d'engager les personnes qui peuvent opter entre le séjour des pays élevés, bien aérés, et les vallées marécageuses, de donner la préférence aux premières.

Ne voit-on pas, en effet, que les habitants des côtes maritimes ont, en général, de mauvaises dents, tandis que ceux qui vivent assez loin de la mer, dans un pays sec, ont, pour peu qu'ils prennent soin de leur bouche, comme deux rangées de perles fines, dont le blanc éclatant s'harmonise d'ordinaire avec des gencives de rose et des lèvres du plus bel incarnat.

Le moyen de combattre autant que possible les mauvaises influences climatériques n'a encore été indiqué jusqu'ici, à ce que je crois, par aucun auteur. C'est là, pourtant, une chose fort utile, qu'il serait d'un égoïsme blâmable de ne pas divulguer, quand on pense l'avoir trouvé.

Je regarde donc comme un devoir pour moi de conseiller aux habitants de ces pays humides, de tenir dans la bouche, le matin et le soir, quand ils s'exposent à l'air, un petit morceau de racine de Galanga; car l'expérience m'a prouvé que c'est un moyen préservatif digne d'être mis en usage. Je conseille en outre, de se tenir les pieds dans des chaussures imperméables à l'eau.

Mais si certains climats exercent sur les dents des influences pernicieuses, il y a bien d'autres

causes qui agissent sur les organes dentaires de
manière à leur noire infiniment :

Le boire ou le manger excessivement chaud ou
très-froid; le brusque passage d'une température
élevée à une température basse (*et vice-versâ*); l'usage
fréquent des sucreries; la fumée du tabac; et pire
que tout, les vapeurs mercurielles.

On doit donc prendre les aliments, les boissons,
à un degré tempéré, se préserver de l'extrême chaud
et du froid excessif; manger peu de ces friandises
au sucre, dont le goût seul est flatté; fumer peu
ou point du tout; et se précautionner contre l'at-
teinte des vapeurs du mercure.

CHAPITRE IV.
Utilité de réparer les accidents qui peuvent survenir
à la denture.

D'après ce qui précède, il est aisé de comprendre
que tout individu qui tient à sa santé, doit s'em-
presser de remédier aux accidents qui peuvent arriver
à sa denture.

Ainsi, les dents sont-elles couvertes de ce tartre

rongeant qui, les déchaussant affreusement, en attaque l'émail et le détruit? Il est indispensable de recourir à un nettoyage complet; non pas à une de ces blanchissages par les acides, dont l'action pénétrante ramollit la substance dentaire et la frappe de mort; mais bien à un nettoyage par les instruments, la brosse, et un Elixir ou une poudre d'une parfaite innocuité (1).

Les dents viennent-elles à être ébranlées par une chute ou un coup violent? Il convient d'employer les moyens propres à les reconsolider dans leurs alvéoles. Viennent-elles à se carier? Il faut avoir recours à la cautérisation ou à l'obturation, afin d'arrêter les progrès de la carie. Sont-elles trop serrées les unes contre les autres? Il ne faut pas craindre de recourir à une lime dirigée par une main habile, pour en opérer la séparation. Viennent-elles à se carier de manière à ne pouvoir être

_____

(1) Beaucoup de soi-disant dentistes, dont l'ignorance et la cupidité sont le partage, ne craignent pas d'appliquer sur les dents, sous prétexte de les nettoyer, les acides les plus destructeurs.

conservées? Plus tôt on les fera extraire, et mieux l'on s'en trouvera; sauf à les remplacer par des dents artificielles qui, lorsqu'elles sont bien faites et surtout bien ajustées, ne présentent aucun inconvénient.

Le lecteur est prié de croire, dans son propre intérêt, que les conseils qui précèdent, de même que ceux qui suivent, sont dictés bien plus par amour de l'humanité, que par tout autre sentiment. Que l'on n'oublie pas qu'une carie en amène une autre, qu'une bouche négligée marche vite à sa perte, et qu'après les désordres dentaires, la santé générale ne tarde pas à s'altérer.

CHAPITRE V.

Nécessité des dents artificielles, pour les personnes qui ont eu le malheur de voir leur bouche se dégarnir.

Il ne faut pas se donner beaucoup de peine, certes, pour justifier le titre de ce chapitre. Toute personne sensée comprend aisément que, de même qu'une jambe de bois facilite la marche de l'individu qui a eu un membre inférieur amputé, de même aussi la Prothèse dentaire nous fournit les moyens de remplacer les dents naturelles.

En beaucoup de choses l'art vient en aide à la nature, il la remplace même quelquefois d'une façon admirable.

La seule difficulté, le plus souvent, c'est de rencontrer l'artiste-médecin, instruit par l'expérience, et doué, sans doute, du génie de la mécanique.

Fabriquer des dents isolées, des dentiers partiels ou complets, n'est pas certes chose malaisée. Le plus maladroit serrurier, l'horloger ravaudeur, le forgeron même, pourra faire des dents artificielles; mais comme on dit vulgairement: *Il y a chapeau et chapeau!* Toutefois, fabriquer de bonnes et belles pièces, les monter convenablement, les ajuster avec précision, faire qu'elles soient tout à la fois solides, légères, élégantes et parfaitement assorties à la bouche pour laquelle elles sont destinées, voilà ce que ne peut faire un ouvrier étranger à l'étude de l'anatomie et à la pratique de la Prothèse.

Les dents artificielles, répétons-le, peuvent remplacer les dents naturelles, et faire oublier la perte de celles-ci; car, avec des dents bien fabriquées, montées et ajustées, on peut manger et articuler parfaitement, par conséquent l'on évite par ce moyen toutes les maladies qui naissent du défaut de mastication. On parle avec netteté et aisance, et l'on rétablit l'harmonie des traits du visage.

De tous les arts, on peut le dire en vérité, celui qui rend le plus de service à l'humanité, c'est l'art du dentiste.

Voyez cette jeune fille de distinction, au port noble et élégant, aux yeux vifs et spirituels, au front blanc et pur, au teint de lis et de roses, que la perte accidentelle d'une incisive oblige à serrer les lèvres en parlant, à étouffer un rire joyeux; la tristesse l'accable toutes les fois qu'elle pense à sa dent perdue! Vient-elle à recourir à la Prothèse; aussitôt après elle parle avec liberté, elle rit sans contrainte, et ne redoute plus que la brèche de sa denture soit une cause de froideur de la part de son fiancé.

Écoutez cet orateur, dont la voix, sonore et juste dans ses inflexions, venait, naguères, charmer votre oreille d'un rythme harmonieux rehaussé d'une articulation facile et élégante; aujourd'hui ce moderne Cicéron a cessé de vous plaire, parce que les dents qu'il a perdues lui font éprouver des difficultés insurmontables ; mais que, demain, il ait recours à l'art pour suppléer la nature, et alors son langage, plus brillant que jamais, fera encore les délices de tous ses auditeurs.

Considérez cette jeune femme pieuse, que les devoirs du mariage ont rendue mère de charmants enfants : hélas ! chacun des êtres à qui elle a donné le jour, lui a occasionné des douleurs maxillaires qui ont été suivies de pertes plus ou moins nombreuses des organes dentaires ; sa beauté antérieure se devine, il est vrai, mais que les défauts de sa bouche nuisent à l'harmonie de son visage !... Et puis, la pauvre femme souffre moralement; elle s'est aperçu que son époux adoré, pourtant si bon, si dévoué pour elle, répugne à lui parler de près, elle s'est aperçu, en un mot, que son haleine, jadis si suave et si pure, est devenue fétide et repoussante ! Mais elle sera bientôt consolée, car elle va trouver un dentiste consciencieux, lui confier ses peines, et dans quelques heures, l'homme de l'art

aura dégagé la bouche malade de tout ce qui peut
lui nuire, remplacé les dents manquantes, et redonné
à l'haleine sa douceur primitive. Un jeune ménage
allait être malheureux, le bonheur lui est assuré
désormais !

Et cet aimable vieillard, dont le front vénéra-
ble reflète l'âme vertueuse, pourquoi voit-il ses
joues s'amaigrir, son teint se décolorer, ses jambes
s'affaiblir? C'est que sa denture incomplète ne lui
permet pas de mastiquer convenablement, et qu'une
cruelle maladie de l'estomac lui occasionne des
souffrances indicibles! Ne vous désolez pas, excel-
lent vieillard; la vigueur va renaître en vous, vous
trouverez un artiste qui vous placera des dents
nouvelles avec lesquelles vous pourrez broyer les
aliments les plus résistants. Vos digestions ne seront
plus pénibles, et votre santé, florissante comme aux
jours de votre jeunesse, va assurer pour longtemps
encore à votre famille et à vos nombreux amis les
charmes de votre société !

CHAPITRE VI.

Du soin qu'on doit apporter à faire choix d'un consciencieux et habile dentiste.

C'est le point le plus important, sans aucun doute,

que le choix d'un bon dentiste. Mais, dira-t-on,
comment distinguer l'homme de mérite de celui
qui est dépourvu de talent?.... Il est vrai que ni
l'un ni l'autre ne porte un signe distinctif; cependant il y a un moyen presque toujours sûr:

« *A l'œuvre on connaît l'ouvrier,* »

dit un proverbe. Eh bien! que l'on examine le
travail sortant des mains d'un dentiste, qu'on le
mette à l'épreuve, conditionnellement, qu'on voie
s'il a, ou non, de l'assurance devant une proposi-
tion d'un travail difficile à exécuter; et, pour peu
que l'on soit doué d'un esprit observateur, on se
trompera rarement, si jamais l'on se trompe!

C'est une chose pénible à dire, mais, malheureuse-
ment, il n'est que trop vrai qu'il existe des em-
piriques qui usurpent le titre de dentiste, et qui
poussent l'incurie jusqu'à monter des dentiers en
cuivre. Du cuivre!... ce métal puant et vénéneux
pour confectionner une pièce destinée à demeurer
constamment dans une bouche humaine! On gémit
de voir ainsi employer un métal qui compromet la

vie des personnes, par le vert-de-gris qui s'y déve-
loppe incessamment.

—◦◦◦—

L'auteur de cet opuscule invite le public à ex-
aminer le tableau qu'il a exposé près de la porte
de son domicile, et dont il a fabriqué et monté
toutes les diverses pièces.

Il offre aux personnes qui désirent se vouer à
l'art du dentiste, de leur enseigner cet art, dans
toutes ses parties, même les plus délicates. Il offre
également aux praticiens peu avancés dans la
science de la Prothèse, de leur faire connaître les
meilleurs moyens de parvenir à confectionner les
pièces de toutes sortes.

Le nouveau genre de dentiers qu'il fabrique ne
ressemble en rien à celui de la vieille routine.
Ses pièces artificielles, tant partielles que complètes,
fonctionnent tout aussi bien que les dents naturelles
les plus saines, et n'incommodent nullement ceux
qui les portent. En outre de ces avantages, elles
s'appliquent avec une telle exactitude, que l'œil le

plus exercé ne saurait les distinguer des dents naturelles.

M. Hoursolle est visible tous les jours, depuis dix heures du matin, jusqu'à quatre heures de l'après-midi,

Rue des Tonneliers,

A BAYONNE

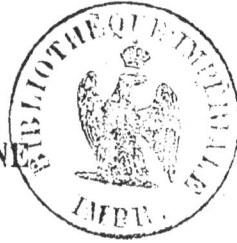

BAYONNE, — IMPRIMERIE DE P. LESPÉS, RUE LORMAND, N° 1.

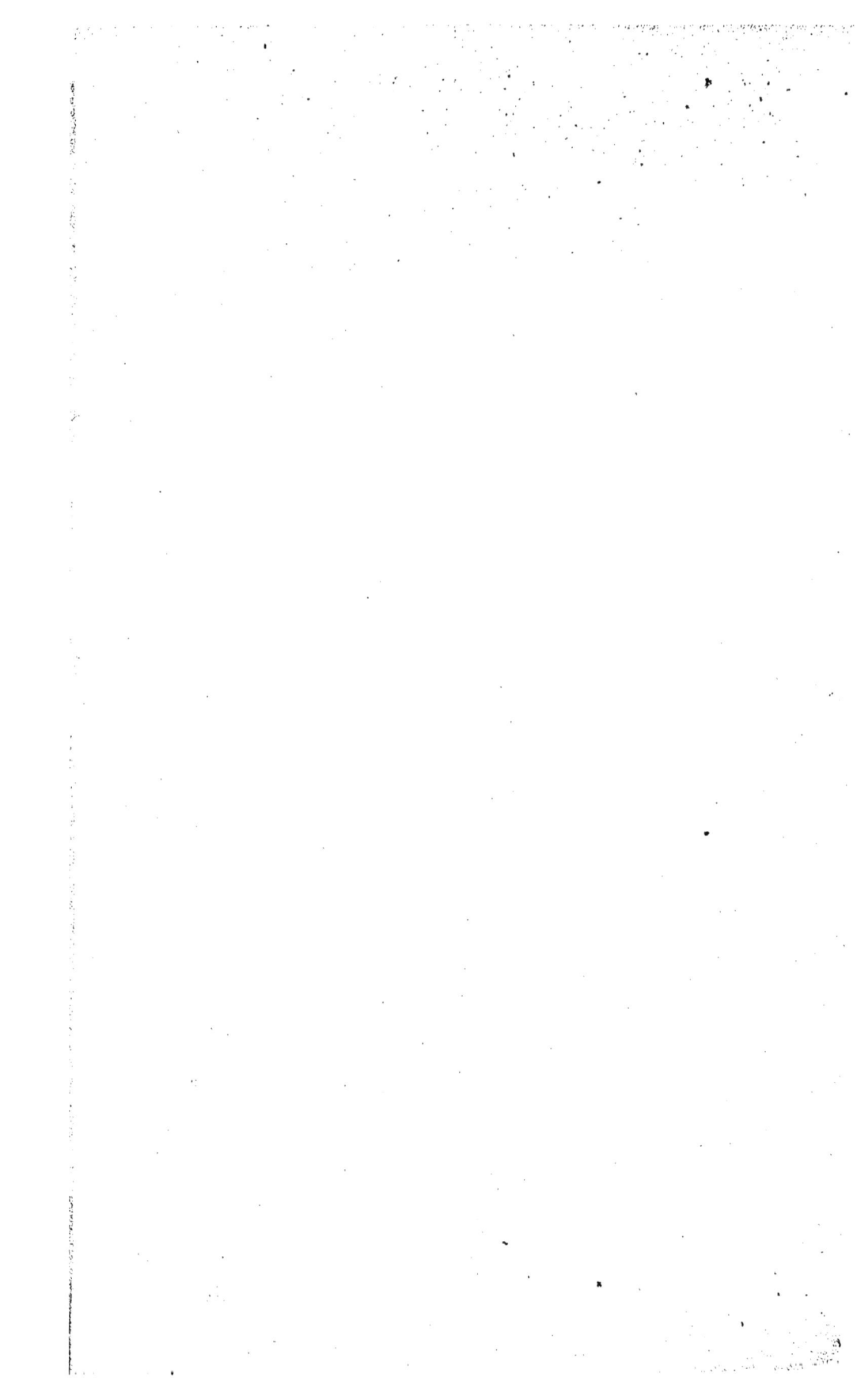

www.ingramcontent.com/pod-product-compliance
Lightning Source LLC
Chambersburg PA
CBHW070158200326
41520CB00018B/5453